Te $\frac{151}{646}$

MÉMOIRE

Adressé

AUX MEMBRES DE L'ACADÉMIE DE MÉDECINE

PAR LE DOCTEUR

JEAN BERNARD.

PARIS

IMPRIMERIE DE FÉLIX MALTESTE ET Cie,

RUE DES DEUX-PORTES-SAINT-SAUVEUR, 22.

1863

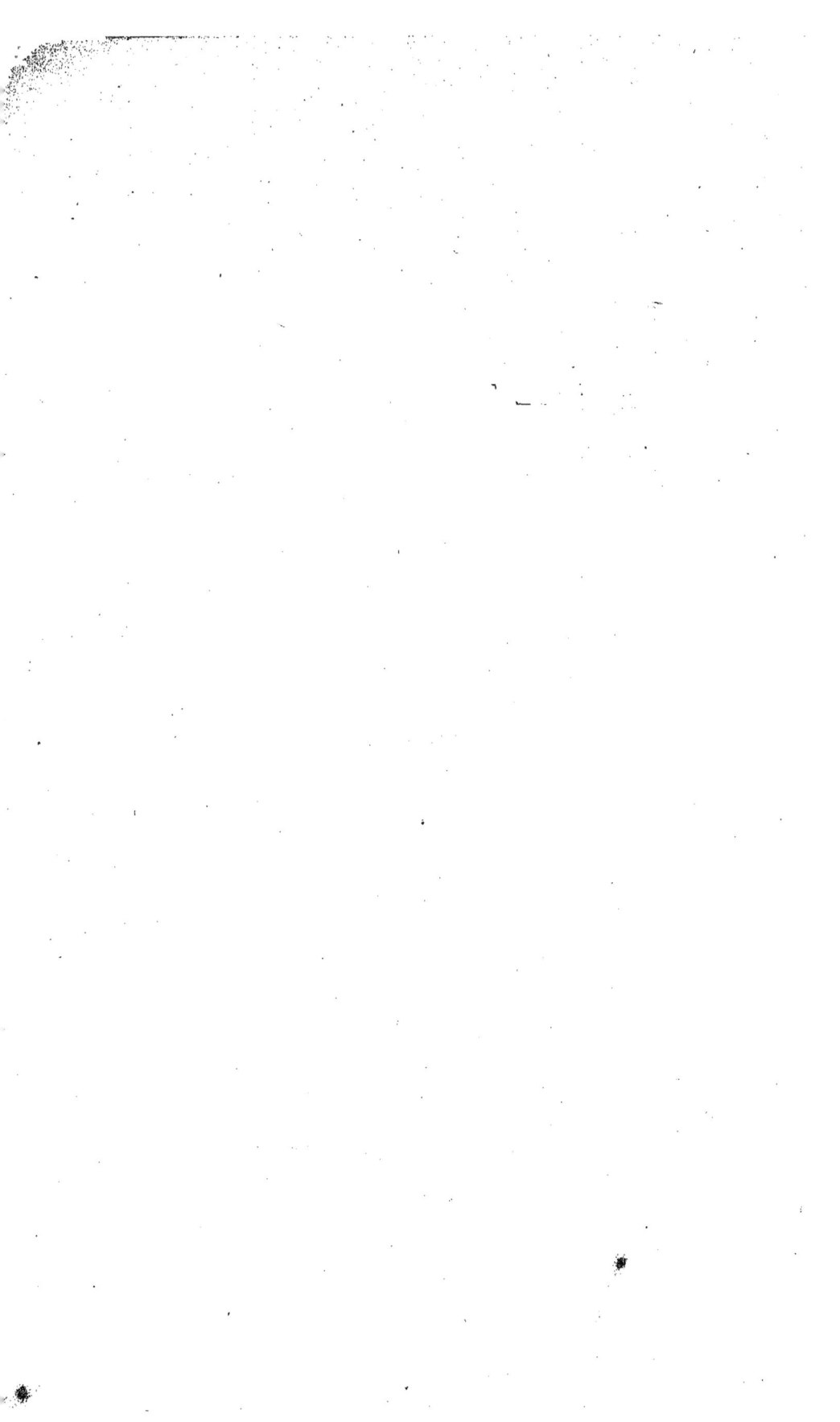

MÉMOIRE

ADRESSÉ.

AUX MEMBRES DE L'ACADÉMIE

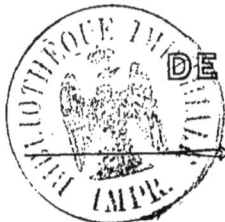

DE MÉDECINE.

A MESSIEURS LES MEMBRES DE L'ACADÉMIE DE MÉDECINE.

MESSIEURS,

J'ai l'honneur de vous informer que le Rapporteur de la Commission des remèdes secrets et nouveaux, ne juge pas utile, m'a-t-il dit, d'entretenir une seconde fois ses collègues d'une innovation scientifique dont je suis l'auteur.

Permettez-moi, Messieurs, de tracer ici l'historique des faits de ma cause, tels qu'ils se sont successivement produits durant ces quatre dernières années.

La première tentative faite par moi fut l'envoi à l'Académie de médecine, par l'entremise de Son Excellence le Ministre de l'agriculture, du commerce et des travaux publics, d'une demande d'approbation des applications thérapeutiques du fait chimique de l'état naissant, et, en particulier, de quelques préparations pharmaceutiques d'iode naissant dont je communiquai les formules et remis des échantillons.

Le Rapporteur de la Commission, qui fut chargée de cet examen, fit un rapport dont les conclusions négatives furent approuvées par la Commission et par l'Académie.

Six mois s'écoulèrent; puis je présentai directement à l'Académie un mémoire plus explicite qui fut renvoyé à l'examen d'une Commission de trois membres. Le Rapporteur me fit reproduire devant lui cinq ou six mille expériences et m'exprima sa satisfaction, mais la majorité de la Commission s'opposa à ce que l'Académie fût informée du résultat de cet examen.

Un nouveau temps d'arrêt s'ensuivit ; après lequel il advint que, sur mes réclamations, l'Académie fut d'avis que la question ferait retour à la première Commission ; et, en conséquence, son Rapporteur, quinze mois après, fit un rapport que la Commission approuva.

Veuillez maintenant, Messieurs, reporter vos souvenirs à la séance de l'Académie de médecine du 28 janvier 1862, et vous vous rappellerez que les conclusions favorables du rapport lu par M. F. Boudet furent rejetées, malgré une chaleureuse défense des membres de la Commission, en raison d'une opposition de deux ordres : scientifique et extra-scientifique.

Ce troisième échec ne m'ayant point découragé, j'employai tous mes efforts à faire revenir les académiciens sur ce vote, résultat d'une surprise ; je crus donc devoir adresser à chacun d'eux en particulier copie d'un nouveau mémoire explicatif.

Je n'eus pas lieu d'abord de m'applaudir beaucoup de mon idée, car deux membres de l'Académie, seulement, répondirent à mon appel ; mais lorsqu'enfin, le 15 juillet dernier, je sus que l'Académie venait de décider que mon second mémoire allait être envoyé à l'examen de la même Commission qui avait approuvé le premier, je pensai, je l'avoue, avoir fait un pas vers la solution favorable tant et si longtemps attendue par moi.

Je crus voir, en effet, dans ce renvoi à la même Commission et au même Rapporteur, un acte de bon vouloir de l'Académie et son acquiescement à un examen plus approfondi de la question, et, dès lors, je m'efforçai de fournir à M. le Rapporteur des éléments nouveaux d'appréciation.

Vous jugerez, Messieurs, quelles furent mes relations avec M. F. Boudet, par la lettre ci-jointe que je lui adresse, et dans laquelle je les retrace.

Vous remarquerez surtout que c'est seulement le 31 janvier dernier, c'est-à-dire après six mois écoulés, qu'il se refuse à faire le rapport attendu par l'Académie et par moi, à moins cependant, m'a-t-il dit : que ses collègues de la Commission ne lui en fassent la demande.

Par les détails qui précèdent, vous pouvez vous rendre compte, Messieurs, de la position qui m'est faite.

De toutes les oppositions que j'ai rencontrées parmi les Académiciens, il n'en est qu'une qui n'ait pas cédé devant mes arguments, et ce, en se dérobant à une discussion courtoisement offerte ; je veux parler de l'opposition scientifique qui a été faite à ma proposition, dans la séance du 28 janvier 1862, et qui a, pour une bonne part, décidé les membres de l'Académie à rejeter les conclusions du rapport lu par M. F. Boudet.

L'importation dans le domaine médical des propriétés du fait chimique de l'état naissant, constitue une innovation dont l'avenir dira toute la valeur; les applications que j'ai faites du principe scientifique sont au-dessus de toutes discussions; on pouvait seulement critiquer le choix des procédés indiqués, qui constituent, non pas une seule découverte, mais une série de découvertes, en physique, en chimie, en physiologie et en thérapeutique.

Or, Messieurs, pour en juger sainement, il faut être à la fois physicien, chimiste, physiologiste et clinicien, aux points de vue théorique et pratique; ou bien, ne regarder la question que par la grosse extrémité d'une lunette, en l'examinant dans chacune de ses spécialités.

A ce compte, l'examen est fort simple et il a résisté à la critique.

Je suis loin de prétendre que mon travail soit exempt d'erreurs de chiffres, d'expériences et d'interprétations, mais je me suis tenu dans les limites d'une extrême réserve, comme il vous sera facile de vous en assurer lorsque vous voudrez bien l'examiner.

Je me suis borné à l'indication du phénomène physiologique produit par l'iode, pensant qu'il appartenait à des praticiens plus compétents que moi d'en dire la valeur thérapeutique, et d'indiquer aux médecins quel choix, parmi les préparations que j'ai établies, il convenait de faire dans des circonstances données.

Quant au fait chimique de l'état naissant, dont mes préparations d'iode sont des applications diverses, plus ou moins bien réussies, son étude est encore à faire; ma proposition n'est qu'un premier pas dans une science presque ignorée : la chimie physique, science dont l'importation dans le domaine physiologique fait pressentir tout un nouvel ordre d'idées fécond en résultats applicables à l'art de guérir.

J'ai l'honneur de vous communiquer, à l'appui de mon dire, une note, qu'à défaut d'un meilleur titre, j'intitule : *Essai sur les fluides organiques;* et dans laquelle j'ai essayé d'exposer sommairement les procédés analytiques que j'ai employés dans l'étude que je poursuis, et d'expliquer à quel point de vue je me suis placé.

Veuillez me permettre, Messieurs, de résumer cette longue **lettre.**

J'ai demandé et je demande à l'Académie de médecine d'approuver les formules que j'ai indiquées pour la production de l'iode naissant, d'appeler l'attention des médecins sur leurs usages thérapeutiques, en signalant l'action physiologique précise et régulière de l'iode, dont l'administration reste tout entière à l'appréciation de l'homme de l'art, quand au choix de la préparation, et à l'opportunité de son emploi thérapeutique.

Cette approbation de l'Académie est d'autant plus nécessaire, que les préparations d'iode naissant sont de l'ordre des médicaments officinaux, et ne peuvent, en général, être préparées au moment de l'usage.

Quant aux ressources nouvelles qu'elles apportent à la thérapeutique, il est facile de s'en faire une idée exacte, en se rappelant que les préparations d'iode naissant sont disposées de telle sorte qu'elles permettent de produire, à volonté et sans danger, sur une partie ou sur la totalité du corps, les divers degrés d'excitation compris entre la plus légère sinapisation et l'escharrification complète, et qu'elles constituent ainsi une médication d'une puissance inconnue jusqu'à ce jour.

En terminant, Messieurs, permettez-moi un mot d'explication sur le mode de correspondre avec vous, dont je me sers. Vous comprenez certainement que, si j'ai recours à l'impression, c'est seulement parce que je me trouve dans l'impossibilité de vous communiquer autrement les documents ci-joints, qui pourtant vous sont indispensables pour éclairer votre religion.

Vous trouverez ci-incluse la lettre que j'écris à Messieurs les membres de la Commission, pour les prier d'adresser à M. le Rapporteur la demande qu'il réclame, et les informer de la démarche que je crois devoir faire auprès de vous, Messieurs — tout nouvel examen pouvant exiger six mois aussi bien que six heures, et toute nouvelle attente m'étant impossible — pour vous demander ou une intervention directe et immédiate ou bien l'autorisation de rendre public un débat qui intéresse la dignité de l'Académie, sinon sa responsabilité.

La déclaration qui m'a été faite par M. le Rapporteur de la Commission des remèdes secrets et nouveaux me place dans l'alternative fâcheuse de renoncer au bénéfice de quatorze ans de travaux et de sacrifices de toute nature, ou de faire sortir de sa sphère naturelle une querelle de famille qui ne devrait pas être rendue publique.

C'est pourquoi, avant de recourir à ce moyen suprême, dont cependant vous comprendrez le choix, j'ai pensé qu'il était de mon devoir de porter cette affaire à la connaissance de la généralité des membres de l'Académie, afin qu'il ne fût permis à personne d'incriminer un jour une conduite que ne m'impose pas seulement mon intérêt personnel, mais encore et surtout l'intérêt de la science et de l'humanité.

Veuillez recevoir, Messieurs, l'assurance de mon profond respect.

A MESSIEURS

ROBINET, CHATIN, VERNOIS, GOSSELIN ET H. ROGER,

MEMBRES DE LA COMMISSION DES REMÈDES SECRETS ET NOUVEAUX,

MESSIEURS,

Le 31 janvier dernier, M. F. Boudet, votre Rapporteur, après m'avoir déclaré que, selon lui, il n'y avait pas lieu de présenter à l'Académie un rapport nouveau sur la proposition que j'ai adressée à la Compagnie, m'a promis qu'il en ferait un néanmoins, *si ses collègues de la Commission lui en faisaient la demande.*

Je viens en conséquence, Messieurs, sans rechercher la cause de cette dérogation aux usages de l'Académie, vous prier de vouloir bien prendre connaissance des différentes pièces imprimées, jointes à la présente lettre ; et quand vous serez suffisamment édifiés sur la question, pour vous intéresser au débat, j'ose espérer que, jugeant opportune la démarche réclamée par M. votre Rapporteur, vous ne vous refuserez pas à la faire au plus tôt.

Vous me permettrez même, Messieurs, pour vous renseigner mieux encore, de vous dire ici, en peu de mots, en quoi consiste l'innovation que je propose, et qui touche, à la fois, à la science générale et à la médecine.

Jusqu'à ce jour, les chimistes ne se sont pas fort préoccupés des réactions qui se produisent par le contact de la substance médicamenteuse avec la matière organisée vivante, et, de leur côté, les médecins n'ont nullement tenu compte des phénomènes physiologiques qui résultent de ces réactions.

Pour moi, ayant eu l'idée d'électriser les médicaments, dans l'intention de les rendre plus actifs, à l'exemple de l'ozone qui est plus actif que l'oxygène ordinaire, je songeai à importer dans le domaine médical les propriétés de l'état naissant ; et, faisant l'application de l'idée à l'iode, j'ai établi des formules

qui ne sont que la simple déduction de la théorie élcctro-chimi-
que et de la théorie des équivalents (voir la note 1re *Théorie électro-chimique de l'iode naissant.*)

En effet, dans la composition des formules d'iode naissant
soumises à l'examen de l'Académie de médecine, je m'étais abs-
tenu de démonstration, m'efforçant seulement de ne pas déroger
aux règles générales de la science.

· Les physiciens et les chimistes de la Commission peuvent
d'ailleurs vérifier, en quelques minutes, si elles sont exactes et
dignes d'une sanction légale.

Maintenant, Messieurs, si vous voulez examiner la question au
point de vue physiologique, veuillez vous reporter aux notes II
et III ci-incluses : *Essai sur les fluides organiques* et *considérations
générales sur l'administration des préparations pharmaceutiques d'iode
naissant.*

Un dernier mot, Messieurs ; l'innovation sur laquelle j'ai
appelé l'attention de l'Académie et les recherches scientifiques
consignées dans mon mémoire, ne sont nullement contestables,
et M. votre Rapporteur ne l'ignore pas.

J'ose donc espérer, Messieurs, que vous voudrez bien prendre
en considération la démarche que, sur le conseil de M. F. Boudet, je fais auprès de vous, et l'inviter à entretenir une seconde
fois l'Académie de l'ensemble de mes communications, ou seulement de la dernière.

Veuillez recevoir, Messieurs, l'assurance de ma respectueuse
considération.

A Monsieur FÉLIX BOUDET,

RAPPORTEUR DE LA COMMISSION DES REMÈDES SECRETS ET NOUVEAUX.

Monsieur,

Lors de notre dernière entrevue, vous m'avez déclaré tout
d'abord, à mon grand étonnement, que, dans votre pensée,
« *il n'y a pas lieu de faire un second rapport sur le travail concernant
un nouveau mode d'administrer l'iode,* » travail dont l'Académie de
médecine et sa Commission vous ont confié l'examen ; puis, vous
avez paru, il est vrai, revenir sur cette décision, quand vous
avez ajouté que, « *vous consentiriez néanmoins à présenter un rapport,
si vos collègues de la Commission vous en faisaient la demande.* »

Nos relations vont prendre fin, je le comprends, Monsieur ; et je viens vous demander la permission de revenir une dernière fois sur les faits qui en ont marqué le cours ; pour, ensuite, vous exprimer sur le fond du débat ma façon de penser tout entière.

Dans une entrevue déjà ancienne, vous m'avez dit : que « *votre rapport ne me ferait pas faire fortune* », et vous m'avez conseillé de faire expérimenter les produits pharmaceutiques, soumis par moi au jugement de l'Académie, ajoutant « *qu'on en essaye qui valent vingt fois moins.* »

Ces paroles étaient, sans doute, pleines de bienveillance, et vous vouliez ainsi me faire voir que vous compreniez ce qu'avaient de pénible pour moi une trop longue attente et des sollicitations incessamment renouvelées.

A chacune de mes visites, vous m'avez donné encore nombre de bienveillants conseils qui m'eussent semblé des meilleurs à suivre si, dans la lutte que je soutiens depuis tant d'années, je n'avais en vue que des satisfactions d'argent ; mais tel n'est pas, Monsieur, le mobile principal de ma conduite.

L'homme qui a sacrifié plus de cent mille francs à l'accomplissement d'une œuvre scientifique, l'homme qui, même, n'a pas craint d'encourir pour la même cause, la déconsidération qu'entraînent toujours toutes dettes contractées, quelle qu'en soit l'origine, cet homme peut bien, dans l'intérêt de sa nombreuse famille, dont il a ainsi compromis l'existence, désirer d'être indemnisé de ses sacrifices d'argent ; mais, croyez-le bien, Monsieur, il a un autre but plus grand et plus noble ; ce qu'il souhaite, avant tout, c'est la récompense de ses longs travaux de chercheur, et cette récompense-là, Monsieur, ce n'est pas l'argent qui la donne.

Permettez-moi donc de persister jusqu'au bout dans la lutte que j'ai entreprise.

Je vais, suivant votre conseil, prier vos collègues de la Commission, de vouloir bien vous demander un rapport.

Je ferai plus : je m'adresserai à tous les membres de l'Académie pour les solliciter de vous exprimer le même désir, à moins pourtant qu'ils ne préfèrent m'autoriser à rendre publics les faits de mon instance devant l'Académie.

Je ne me déciderai qu'à regret à employer ce moyen extrême, croyez-le bien, Monsieur ; pourtant, de deux choses l'une, j'ai raison ou j'ai tort, et si j'ai raison, il faudra bien qu'en présence d'une opposition systématique, je cherche des suffrages qui justifient ma conduite passée et présente.

Mais non, je ne dois pas désespérer encore d'obtenir justice; j'attends donc qu'elle me soit rendue, et vous prie de me croire toujours, Monsieur, votre bien dévoué et respectueux serviteur.

NOTE PREMIÈRE.

THÉORIE ÉLECTRO-CHIMIQUE DE L'IODE NAISSANT

Produit par la réaction de l'acide tartrique sur la dissolution alcaline d'iode.

Depuis l'époque où nous avons soumis au jugement de l'Académie de médecine les applications du fait chimique de l'état naissant, les chimistes ont été amenés à considérer l'acide tartrique comme un acide bibasique, sous la condition de doubler sa formule ; en conséquence, leur interprétation du résultat de nos recherches doit subir une légère modification que nous allons justifier en même temps que nous ferons l'analyse de la formule, au point de vue de la théorie électro-chimique.

L'ancienne formule était :

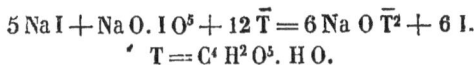

$$5\,Na\,I + Na\,O.\,I\,O^5 + 12\,\overline{T} = 6\,Na\,O\,\overline{T}^2 + 6\,I.$$
$$T = C^4\,H^2\,O^5.\,H\,O.$$

La nouvelle formule est :

$$5\,Na\,I + Na\,O.\,J\,O^5 + 6\,(C^8\,H^4\,O^{10}.\,2\,H\,O) =$$
$$6\,(Na\,O,\,H\,O.\,C^8\,H^4\,O^{10}) + 6\,H\,O + 6\,I.$$

1 équivalent de sodium.	290,92	
1 id. d'iode.	1564.94	

1 équivalent d'iodure de sodium . . .	1852,86	
5 équivalents id. id		9264,30

1 équivalent de sodium.	290,92	
1 équivalent d'iode. . . . . , .	1564,94	
6 équivalents d'oxygène.	600,00	

1 équivalent d'iodate de soude	2452,86	2452,86

$$\overline{T} = C^8\,H^4\,O^{10}.\,2\,H\,O.$$

4 équiv. de carbone — 76,52 — 8 équiv.	612,16	
1 équiv. d'hydrogène — 12,435 — 4 équiv.	49,74	
10 équiv. d'oxygène.	1000,00	
2 équiv. d'eau	224,88	

1 équiv. d'acide tartrique cristallisé . . .	1886,78	
6 équiv. id. id. id.		11320,68

Produits de la réaction :

1 équivalent de sodium.	290,92
1 équivalent d'oxygène	100,00
1 équivalent d'acide tartrique moins	
1 équivalent d'eau	1774,34
1 équivalent de bitartrate de soude. .	2165,26

6 équivalents de bitartrate de soude.	12951,56
6 équivalents d'eau libre.	674,64
6 équivalents d'iode libre.	9364,64

En résumé :

9264,30 part. d'iodure de sodium⎰ ⎱12991,56 part. de bitart. de soude
2452,86 part. d'iodate de soude.⎬=⎨ 674,64 part. d'eau libre.
11320,68 part. d'acide tart. crist.⎱ ⎰ 9371,14 part. d'iode libre.

Pour 100 parties d'iode, on divise toutes les quantités en présence par le nombre des parties d'iode et on multiplie par 100, ce qui donne :

98,85 d'iodure de sodium. ⎰ ⎱ 138,51 de bitartrate de soude.
26,17 d'iodate de soude. ⎬=⎨ 7,31 d'eau.
125,80 d'acide tartrique crist.⎱ ⎰ 100,00 d'iode.

245,82   —   245,82

La formule $5 \, Na \, I + Na \, O . I \, O^5 + 6 \, (C^8 \, H^4 \, O^{10} . 2 \, H \, O) = 6 \, (Na \, O + H \, O . C_8 \, H^4 \, O^{10} + 6 \, I + 6 \, H \, O$. se décompose :

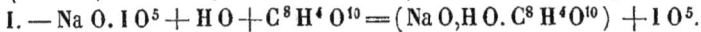

I. — $Na \, O . I \, O^5 + H \, O + C^8 H^4 O^{10} = (Na \, O, H \, O . C^8 H^4 O^{10}) + I \, O^5$.

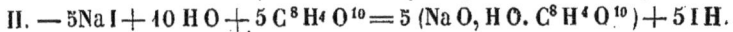

II. — $5 Na \, I + 10 \, H \, O + 5 \, C^8 H^4 O^{10} = 5 \, (Na \, O, H \, O . C^8 H^4 O^{10}) + 5 \, I \, H$.

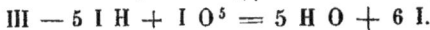

III — $5 \, I \, H + I \, O^5 = 5 \, H \, O + 6 \, I$.

I

(A) Séparation d'un équivalent I O⁵ d'avec un équivalent Na O.
(B) Combinaison d'un équiv. — Na O avec C⁴ H² O⁵⎱ union de ces com-
(C) Combinaison d'un équiv. — H O avec C⁴ H₂O⁵⎰ binaisons.

(a) I O⁵ se sépare chargé d'électricité négative, et Na O d'une quantité égale d'électricité positive.

(b) Na O en s'unissant à l'acide devient neutre et charge l'acide d'électricité positive.

(c) H O en s'unissant à l'acide se charge d'électricité négative et charge l'acide d'électricité positive.

Il résulte de la réaction :

I O⁵; Na O . C⁴ H² O⁵; H O . C⁴ H² O⁵.
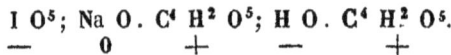
— 0 + — +

II

(A) — Séparation de 5 équivalents I d'avec 5 équiv. Na.
(B) — Séparation de 5 équiv. H d'avec 5 équiv. O.
(C) — Union de 5 équiv. O avec 5 équiv. Na.
(D) — Combinaison de 5 équiv. Na avec 5 équiv. $C^4 H^2 O^5$
(E) — Combinaison de 5 équiv. HO avec 5 équiv. $C^4 H^2 O^5$ } union.
(F) — Combinaison de 5 équiv. H avec 5 équiv. I.

(a) I se sépare chargé d'électricité négat. ; Na chargé d'élect. posit.
(b) H se sépare chargé d'électricité posit.; O chargé d'élect. négat.
(c) Par l'union de Na et de O il se forme 5 équiv. de Na O neutres.
(d) En se combinant avec $C^4 H^2 O^5$ ils se chargent d'électricité négative, et $C^4 H^2 O^5$ d'électricité positive..
(e) Les 5 équivalents d'eau se chargent d'électricité négative et l'acide se charge d'électricité positive.
(f) Les 5 équiv. de H sont neutralisés ainsi que les 5 équiv. de I,

D'où il resulte :

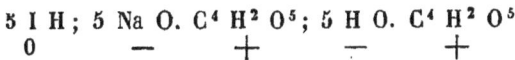

$$5 \ I \ H; \ 5 \ Na \ O. \ C^4 \ H^2 \ O^5; \ 5 \ H \ O. \ C^4 \ H^2 \ O^5$$
$$0 \quad - \quad + \quad - \quad +$$

III

(A) Séparation de 1 équivalent I d'avec 5 équivalents O.
(B) Séparation de 5 équivalents H d'avec 5 équivalents I.
(C) Union de 5 équivalents H avec 5 équivalents O.

(a) I se sépare chargé d'électricité positive ; O d'électricité négative.
(b) Les 5 équivalents H se séparent chargés d'électricité positive , et les 5 équivalents I d'électricité négative.
(c) Comme O et H se neutralisent en formant de l'eau, il résulterait que l'iode de (a) serait chargé d'autant d'électricité positive qu'il en faut pour neutraliser les 5 équivalents d'iode de (b) chargés d'électricité négative ; mais dans cette formule (III) l'IO^5 venant de la réaction (I) est chargé d'électricité négative, tandis que I H venant neutre de la formule (II) n'est pas chargé d'électricité positive et ne .peut le neutraliser ; de sorte que les 6 équivalents d'iode mis en liberté, sont chargés de l'électricité négative que fournit la séparation d'un équivalent de Na O d'avec un équivalent de I O^5, et qu'il reste dans la dissolution, du bitartrate de soude électrisé positivement par la réaction (I).

L'analyse qui précède montre que le corps simple qui se dégage d'une combinaison, est presque toujours électrisé, et que, si l'on ne s'en aperçoit pas toujours, c'est que la dissolution est conductrice. Dans ce cas, l'ozonisation serait un fait nécessaire, et le retour à l'état naturel, un fait accidentel. Il est probable que l'unipolarité des corps en action fournira, un jour, l'explication de ces phénomènes, puisque cette dernière propriété appartient tout particulièrement aux corps en mouvement chimique.

Les faits exposés, en parfaite concordance avec la théorie reçoivent une entière confirmation de leur analogie avec ceux que l'on observe dans les piles électriques.

D'ailleurs, quelle que soit la manière d'envisager les réactions qui se produisent dans la séparation de l'iode, le résultat final devant toujours être identique, nous sommes autorisé, pour la facilité de notre analyse, à distinguer dans la formule les trois réactions que nous avons indiquées.

NOTE DEUXIÈME.

ESSAI SUR LES FLUIDES ORGANIQUES.

Il est, dans la nature, un fait général qui domine tous les phénomènes physiques, chimiques et physiologiques : l'agent impondérable est cause ou effet de tous mouvements de la matière.

Nombre d'expériences établissent cette vérité d'une manière irréfutable.

Nous allons en citer quelques-unes.

On observe :

1° Que le calorique introduit dans la vapeur d'eau en augmente la tension ;

2° Que l'électricité parcourt instantanément le fil télégraphique mis en communication avec une source d'électricité ;

3° Qu'un aimant naturel développe, dans une tige d'acier, des phénomènes magnétiques ;

4° Que les corps, sous l'influence de la lumière, prennent diverses colorations.

Enfin, l'examen d'un grand nombre de phénomènes analogues prouve également que le mouvement de la matière est déterminé par l'agent impondérable, sous l'une ou l'autre de ses formes connues.

Un autre ordre de faits se produit lorsque deux corps ou plus ont mis en présence.

En ce cas, on observe le plus souvent un ensemble de phénomènes dans lesquels l'agent impondérable se trouve dégagé. Ainsi, lorsqu'on plonge une lame de zinc dans de l'acide sulfurique étendu, le thermomètre indique un dégagement de calorique, et l'électromètre accuse un courant.

Il est également reconnu que l'acide sulfurique, réagissant sur les peroxydes, dégage de l'oxygène différent de l'oxygène ordinaire par ses propriétés, lesquelles sont identiques à celles de l'oxygène électrisé directement dans un vase fermé, ou encore à celles de l'oxygène naissant.

En somme, tous les mouvements de la matière résultant de l'affinité chimique donnent lieu à des phénomènes du même ordre, plus ou moins caractérisés.

Si donc, l'oxygène électrisé directement, l'oxygène dégagé du peroxyde de plomb, par exemple, et enfin l'oxygène à l'état naissant, sont une seule et même chose, c'est-à-dire s'ils jouissent également des propriétés que leur fournit directement l'électrisation ; il n'est pas seulement nécessaire que les physiciens et les chimistes analysent toutes les autres substances qui présentent des particularités analogues, pour arriver à bien connaître les propriétés nouvelles qui les caractérisent ; il faut encore que les médecins en puissent faire la distinction dans l'usage thérapeutique des nombreux agents chimiques qu'ils utilisent dans la pratique de l'art de guérir.

Or, les praticiens sont momentanément paralysés, dans les efforts qu'ils tentent chaque jour pour le progrès de la science médicale, par une lacune qui existe dans les sciences physiques et chimiques.

Nous allons dire laquelle.

Les physiciens savent que les actions chimiques dégagent de la chaleur et de l'électricité ; une loi concernant la production du calorique a même été formulée par eux et une autre loi a été indiquée pour la production de l'électricité ; mais on peut dire qu'il y a encore là toute une étude à faire.

Chimistes et médecins, dans leur ordre, sont dans une pareille situation.

Les premiers ont reconnu depuis longtemps que les corps simples, notamment, présentent un surcroît d'affinité chimique au moment précis où ils se dégagent ; mais ils n'ont pas attribué, d'une manière exacte, à l'intervention de l'agent impondérable cette plus value des corps à l'état naissant, en la rattachant d'une manière générale aux propriétés que présentent certains corps qui, séparés de leurs combinaisons, conservent, à distance ou pendant un certain temps, toutes les propriété de l'état naissant.

Les seconds, bien qu'ayant reconnu, d'ancienne date, que la constitution moléculaire différente d'un médicament change radicalement son action sur l'économie vivante, observation dont ils tiennent compte dans les diverses applications du protochlorure de mercure précipité ou sublimé, du peroxyde de fer préparé par la voie sèche ou par la voie humide, etc., les médecins, disons-nous, n'ont pu jusqu'ici attribuer à leur véritable cause les phénomènes physiologiques observés dans l'organisme.

Dans cet état de choses, la remarque, bien simple en elle-même, que l'oxygène électrisé directement est doué des mêmes propriétés que l'oxygène isolé de quelques-unes de ses combinaisons, ou encore que l'oxygène naissant, ne doit-elle pas conduire les physiciens à la recherche générale de la production des fluides, au moyen des actions chimiques? n'explique-t-elle pas aux chimistes le surcroît d'affinité des corps à l'état naissant? et enfin, n'impose-t-elle pas aux médecins la parfaite connaissance des propriétés nouvelles de ces corps, s'ils veulent faire de la thérapeutique une science certaine?

Qu'on se souvienne de l'heureuse influence qu'a exercée, sur les progrès de la chimie, la découverte des équivalents, et l'on sera convaincu que la connaissance des rapports simples et des proportions multiples, qui sont une conséquence probable de l'étude de la production des fluides dans les actions chimiques, peut grandement servir aux progrès de la science générale ; car c'est évidemment sur cette production que devront reposer, un jour, et la construction des piles voltaïques et la production d'un grand nombre de nouvelles combinaisons chimiques.

Quant au progrès qui, pour l'art de guérir spécialement, doit résulter de l'étude et des applications à faire de cette branche nouvelle des sciences physiques et chimiques, il est impossible encore d'en préciser l'étendue ; mais l'importation, dans le domaine médical, des préparations pharmaceutiques d'iode naissant prouve, dès à présent, que l'idée du remède est fausse, au moins en ce qui concerne l'iode, et qu'un phénomène physiologique précis et régulier peut être produit, phénomène dont l'interprétation sera faite par des procédés analytiques semblables à ceux dont on se sert en physique et en chimie.

L'exposition qui suit nous semble du moins en être la démonstration.

Lorsqu'on applique sur la peau revêtue de l'épiderme, 1/4, 1/2, 1, 1 1/2, 2 ou 3 milligrammes d'iode, et que l'on recouvre la surface soumise à cette application, d'une feuille mince de gutta percha ou de taffetas gommé, on donne lieu à un mouvement de la matière organisée vivante, lequel, en raison de la quantité d'iode employé, varie par degré, depuis la sinapisation la plus légère jusqu'à l'escharrification complète.

Or, l'analyse du phénomène physiologique prouve qu'il résulte uniquement de l'action chimique.

L'iode, en effet, a complétement disparu, et, si l'on étudie la réaction, on voit qu'il s'est formé de l'iodure protéique insoluble, lequel devient de l'iodure double basique de protéine et d'alcali soluble au contact incessamment renouvelé des albuminates alcalins du sang, qui l'entraînent dans le torrent circulatoire.

Le phénomène physiologique apparaît net et régulier après 30 minutes, 1 heure, 1 heure 1/2, 2 heures, 2 heures 1/2 ou 3 heures environ, selon la quantité d'iode, sans qu'on puisse l'attribuer à une cause autre que l'action chimique, action qui, elle-même, n'est que la réunion de trois actions partielles lorsque l'iode a été employé à l'état naissant.

Voici quelles sont ces trois actions :

La première comprend les fluides dégagés par la séparation de l'iode pendant la réaction de l'acide tartrique sur la dissolution alcaline d'iode.

La deuxième résulte du dégagement des fluides produits par la combinaison de l'iode avec la protéine.

La troisième a pour cause les fluides qui naissent de la dissolution de l'iodure protéique dans les albuminates alcalins.

Mais revenons au phénomène physiologique général.

Lorsque l'épiderme insensible suffit à la saturation de l'iode, il se produit sans douleur, mais il devient douloureux en raison de la quantité de tissu vivant qui s'unit au métalloïde, et de l'intensité du phénomène physiologique lui-même.

Doit-on maintenant attribuer le phénomène physiologique qui nous occupe, uniquement à l'introduction dans le tissu vivant des quantités de chaleur et d'électricité produites par les actions chimiques successives, ou bien au dégagement d'un fluide propre au tissu lui-même et qui, néanmoins, serait développé par cette production de chaleur et d'électricité ?

Il est facile de constater que la chaleur introduite dans la matière organisée vivante, siége du phénomène, n'est pas assez considérable pour le produire ; car, alors même que cette matière se trouve soumise à une température normale beaucoup plus élevée, le phénomène ne se manifeste pas, et l'électricité, en ce cas, n'agit que sur le tissu nerveux.

Il est donc évident que, lorsque, dans les tissus vivants, des manifestations physiologiques sont provoquées, c'est en vertu d'une cause particulière qui n'est rien autre qu'une forme nouvelle de l'agent impondérable, dont la science n'a pas encore déterminé les lois, et que le calorique développe de la même manière que l'électricité, le magnétisme et la lumière déterminent des phénomènes physiques particuliers dans certains corps de la matière inerte.

Nous donnons au fluide organique analogue au calorique le nom d'organicité, et nous le distinguons d'autres fluides spéciaux, particuliers à certains tissus et que l'on ne saurait classifier sans rompre avec les divisions artificielles de la matière impondérable, telles qu'elles ont été établies par les physiciens et les chimistes.

La nature, en effet, ne présente qu'un petit nombre de corps simples isolés ; on les rencontre surtout à l'état d'oxydes, d'acides, de sels et de mélanges ; et les corps organisés et vivants forment dans l'ensemble de la matière générale un ordre tout à fait distinct.

La matière impondérable semble affecter des divisions semblables. Dès qu'on l'analyse, on s'aperçoit que les fluides désignés sous les noms de calorique, d'électricité, de magnétisme et de lumière, en s'unissant par deux ou plus, donnent lieu à des phénomènes de la matière inerte, et que leur nombre s'augmente en raison de la complexité des corps mis en mouvement.

Veut-on maintenant étendre l'examen jusqu'aux corps organisés vivants et pensants, les manifestations observées ne peuvent plus être expliquées uniquement par le mouvement des fluides connus ; et l'on en est réduit à admettre, pour leur interprétation, l'existence de fluides qui sont à l'électricité, au magnétisme et à la lumière ce que l'organicité est au calorique.

Il ne nous reste plus à faire qu'un résumé fort succinct de tout ce qui précède.

Nous venons d'analyser le phénomène physiologique désigné sous le nom d'inflammation, et nous avons essayé d'établir qu'il n'est rien autre chose que l'une des manifestations d'un fluide organique.

Nous avons dit ensuite que son augmentation dans les tissus, obtenue par de nombreux procédés thérapeutiques, mais d'une façon irrégulière, peut l'être méthodiquement au moyen des préparations pharmaceutiques d'iode.

Nous avons dit encore que sa diminution, dans les mêmes circonstances, est généralement déterminée par le froid, et nous avons démontré que la médecine, basant sa pratique sur l'idée du remède et non pas sur la production de phénomènes physiologiques réguliers visibles, n'a pas eu à rechercher un procédé d'obtention méthodique de cette diminution du fluide, pas plus qu'elle ne l'a fait pour son augmentation au moyen de la chaleur.

Or, de tout ceci, il ressort, suivant nous, une vérité scientifique suffisamment démontrée, au moins en ce qui touche l'iode.

C'est que ce métalloïde, employé jusqu'ici comme remède, n'est que l'agent de production d'un phénomène physiologique, que les praticiens pourront utiliser avec succès dès qu'ils seront en mesure d'employer méthodiquement les préparations pharmaceutiques d'iode que nous avons indiquées.

NOTE TROISIÈME.

CONSIDÉRATIONS GÉNÉRALES
SUR L'ADMINISTRATION DES PRÉPARATIONS PHARMACEUTIQUES D'IODE NAISSANT.

La connaissance de l'action physiologique de l'iode étant acquise, il importe, en attendant qu'il en soit de même pour les autres médicaments, de faire bénéficier de cette acquisition scientifique les médecins et les malades.

La découverte de l'iode qui, à titre de remède, a déjà rendu de si grands services, devient encore plus précieuse, car la connaissance de son action physiologique élimine deux inconnues sur trois dont se compose tout particulièrement le problème à résoudre pour le praticien qui juge l'administration de l'iode opportune.

En effet, le problème comprend d'abord : 1° la connaissance des phénomènes physiques et chimiques qui résultent du contact du remède avec le tissu vivant ; 2° celle de l'action physiologique provoquée par ces mêmes phénomènes ; 3° enfin celle de l'effet thérapeutique.

Les médecins obtiennent déjà avec l'iode des succès incontestables, et c'est à ce merveilleux remède qu'ils s'adressent encore, avec quelque chance de succès, lorsque les ressources de la médecine font défaut ou sont impuissantes ; mais l'exquise finesse d'observation qui permet aux maîtres dans l'art, d'établir la corrélation exacte qui existe entre le classement de la lésion, le choix et la dose du remède, son mode d'administration, d'apprécier ce qui revient à l'âge, au sexe, à la profession, à l'hérédité, aux antécédents morbides, à l'idiosyncrasie, aux circonstances extérieures du climat, de la saison, de la constitution médicale, etc., est, on le conçoit aisément, le fruit d'une longue expérience, le privilège exclusif de quelques-uns ; c'est le génie de l'art, et il est facile de comprendre les bénéfices d'une simplification du problème assurant, à tous les praticiens dignes de ce nom, une plus grande somme des avantages que, seuls, les maîtres possèdent aujourd'hui.

La connaissance de l'action physiologique de l'iode jusqu'à ce jour méconnue ou interprétée arbitrairement fait passer l'iode au rang des instruments médicaux, au même titre que la lancette, puisque les médecins, qui se servent de cette dernière pour opérer la diminution de l'excitation générale dans l'organisme, trouvent dans l'iode un moyen assuré d'opérer l'augmentation de l'excitation générale en même temps qu'il agit localement, ce que ne peut faire la lancette.

Qu'on nous permette d'exposer la différence qui existe entre les procédés empiriques utilisés, il est vrai, dans l'intention d'obtenir des effets semblables, et qui consistent dans les saignées arbitrairement pratiquées, et dans les applications du vésicatoire, du sinapisme, etc., avec les émissions sanguines méthodiques et les applications d'iode naissant.

Il se peut sans doute qu'une saignée ou un vésicatoire amènent exactement l'effet utile, mais il est bien plus probable qu'il n'en est pas ainsi, et que la diminution ou le développement artificiels de l'excitation sont insuffisants ou exagérés. S'il n'en était pas autrement, l'art de guérir serait un art facile ; d'où la nécessité, dans l'un ou l'autre cas, d'une graduation méthodique qui, seule, peut assurer, dans les li-

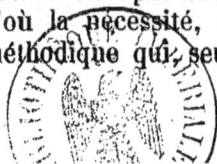

mites du possible et avec une précision suffisante, l'effet thérapeutique convenable.

M. le professeur Bouillaud l'avait compris ainsi, alors qu'il ne pouvait faire l'analyse et la synthèse de sa méthode des saignées répétées, et cependant ceux qui ont compris les leçons du maître, savent les ressources puissantes que ce procédé thérapeutique fournit à la pratique médicale et que vient affirmer, en le complétant, le procédé du même ordre qui opère l'effet physiologique inverse de celui que détermine la déplétion sanguine. Cependant, s'il est possible d'obtenir, au moyen de la saignée répétée, la diminution de l'excitation organique, il peut arriver également, en raison de circonstances multiples, que, sous peine de ne pas atteindre le but, le praticien dépasse le point précis où il est urgent de s'arrêter et, par conséquent, qu'un danger succède à un autre danger.

L'excitation développée par les applications d'iode naissant ou tout autre moyen semblable est un moyen précis et régulier de réparer le mal, comme la saignée ou tout autre procédé, qui remplira les mêmes conditions, sert à diminuer une excitation exagérée produite artificiellement.

Si notre pratique personnelle n'était pas trop insuffisante pour être prise en considération, nous ajouterions qu'ayant simultanément, ou mieux successivement, diminué l'excitation de l'organisme en suivant les indications de M. Bouillaud, et développé l'excitation locale au moyen des préparations d'iode naissant sur des surfaces externes considérables, nous avons obtenu, en opérant dans des circonstances qui nous ont paru identiques à celles qui ont été rapportées par l'éminent professeur, des résultats encore plus favorables que ceux qu'il a cités.

L'alliance des deux procédés thérapeutiques nous a paru produire, dans les cas les plus graves, des résultats que l'un et l'autre, pris isolément, sont impuissants à réaliser.

Mais, nous le répétons, nous n'estimons pas notre observation suffisante pour l'indiquer aux praticiens comme un exemple à suivre, et nous invitons les médecins des hôpitaux à tracer les règles d'une pratique dont les médecins et les malades nous semblent devoir bénéficier.

Nous nous bornerons à décrire sommairement les procédés pratiques dont nous nous servons nous-même depuis plusieurs années et nous indiquerons ensuite quelques observations qui nous paraissent intéressantes pour ceux qui auront à utiliser les préparations pharmaceutiques d'iode naissant.

Le plus facile des procédés d'excitation par l'iode, consiste à immerger successivement une partie du corps ou le corps tout entier dans deux bains disposés de telle sorte que toutes les surfaces plongées dans le premier, se trouvent, par le fait de la seconde immersion, soumises à une application d'iode. (Titrée à 1/4 de milligramme, par exemple, pour chaque centimètre carré superficiel.)

L'action physiologique ultérieure consiste, selon que l'absorption a été ou non favorisée, ou bien que l'épiderme est plus ou moins épais, en une légère rougeur de la peau. Cet effet peut être augmenté dans une progression régulière, comme 1, 2, 3, 4, 5, etc., par des immersions successives, c'est-à-dire que l'on peut obtenir en quelques minutes, les phénomènes de l'excitation la plus énergique et la maintenir à un certain degré par des immersions nouvelles répétées à des intervalles déterminés.

Les immersions peuvent être faites dans des bains tièdes ou froids. On soustrait à l'excitation les surfaces que l'on veut réserver au moyen d'une onction faite avec la pommade de concombre, le cold-cream, le cérat, le beurre, l'axonge, etc. Enfin on enlève la coloration brune des surfaces qui, accidentellement ou inopportunément, ont été placées au contact de l'iode, au moyen d'une dissolution alcaline (2 ou 3 pour 100 de potasse ou de soude ; l'eau de savon suffit lorsque la coloration est récente).

Un deuxième procédé d'excitation consiste à promener, sur les surfaces qui doivent être excitées, des pinceaux imprégnés des solutions iodogènes. Selon la concentration des solutions et par conséquent selon la quantité d'iode appliqué à la fois ou successivement, l'effet varie, au gré du médecin, depuis une très légère rougeur de la peau jusqu'à la vésication produite par l'emplâtre cantharidien, et cet effet physiologique diminuant de lui-même et proportionnellement à chacun de ses degrés, il est facultatif de le maintenir ou de l'augmenter par de nouvelles applications d'iode.

Ce mode d'administration de l'iode convient surtout dans les excitations locales, alors même qu'elles doivent être étendues à de très grandes surfaces.

Il est important, toutefois, que le praticien soit sûr de la qualité du médicament qui, dans la circonstance, n'est, on le voit, qu'un instrument.

Les solutions iodogènes sont titrées de manière à obtenir les effets les plus énergiques, et à assurer leur conservation ; mais, il suffit, pour en atténuer l'action, d'étendre chacune des solutions iodique et réactive d'une certaine quantité d'eau (1/5, 1/4, 1/3, 1/2.)

Pour être maintenues à un état d'excitation uniforme et permanent, les surfaces déjà excitées n'ont pas besoin d'une application aussi énergique que lorsqu'il s'agit de les exciter une première fois.

La peau présente, d'ailleurs, chez les individus, des différences de sensibilité et d'aptitude considérables ; ce sont des délicatesses que l'expérimentation seule peut amener à reconnaître, et qui déroutent, dans la pratique médicale, la maladresse et l'impéritie.

On observe qu'il est chez les individus des états pathologiques qui influent sur l'état prévu ; tels que, particulièrement, les longues souffrances, dans les affections nerveuses et rhumatismales. Il arrive alors que l'excitation produite artificiellement, prend, d'une manière générale ou locale, la forme pathologique de la métastase.

Dans ce cas assez rare, d'ailleurs, le praticien, instruit du fait, utilise l'accident ou le traite isolément.

Un troisième procédé d'excitation, dont les effets se rapprochent du précédent, est obtenu au moyen du papier iodique contenant une quantité d'iode déterminée, que l'on réduit au moment de l'usage.

Une, deux ou plusieurs feuilles de ce papier sont placées sur une feuille un peu plus grande de gutta-percha très mince, ou sur du taffetas gommé ; on réduit l'iode en arrosant uniformément ces feuilles d'une dissolution convenablement titrée d'acide tartrique ou d'un autre acide, et leur application faite comme celle du sinapisme ou du vésicatoire, produit exactement, sur les surfaces en contact, tous les degrés d'excitation compris entre la sinapisation et la vésication.

C'est un procédé mécanique dont l'action est limitée, il est vrai, mais dont la précision ne laisse rien à désirer.

Disons maintenant qu'on obtient surtout l'excitation générale, au moyen de bains iodogènes et des bains d'iode ; mais, à ce propos, il est important de signaler aux praticiens, édifiés déjà par l'incertitude des bains médicamenteux qu'ils prescrivent, qu'il n'est pas indifférent qu'une même quantité de médicament soit ajoutée à des volumes d'eau arbitraires. Ils comprendront donc facilement l'irrégularité d'effet que présente un bain dans lequel, en l'absence de tout contrôle, l'action physiologique n'est pas appréciable ; puisqu'avec les bains iodogènes et les bains d'iode, l'effet physiologique apparent est nul si le volume d'eau est trop considérable, et peut varier en raison de circonstances particulières à la substance médicamenteuse, à sa préparation, à la quantité et à la qualité de l'eau, etc.; de telle sorte que malades et médecins peuvent être induits en erreur, s'ils ne sont fixés sur l'effet physiologique à observer.

Avec 3 grammes d'iode, dégagé du mélange iodogène, on obtient ordinairement, dans un bain tiède contenant 250 litres d'eau, une très légère excitation.

Avec 4 et 5 grammes, ou plus, on détermine une excitation de plus en plus forte qui se traduit par des picotements et des démangeaisons, dont la vivacité varie en raison de la sensibilité individuelle.

Le bain iodogène présente cette particularité, qu'il donne à peine une faible odeur d'iode, qu'il est très économique et n'exige aucune précaution que l'agitation préalable de l'eau du bain dans lequel on a répandu le sel iodogène.

Quant au bain d'iode préparé avec 5 ou 6 grammes d'iode précipité au moment de l'ajouter à un bain tiède ordinaire, il constitue un moyen d'excitation spéciale, mais il exige dans son usage certaines précautions.

On sait que l'iode est peu soluble ; dans l'eau du bain ce corps est à l'état de dissolution et suspension ; on conçoit dès lors qu'il faut agiter l'eau pour éviter qu'il se fixe trop sur les parties du corps qui occupent le fond de la baignoire.

Ce bain présente une différence remarquable avec le précédent, en ce qu'il dégage d'abondantes vapeurs d'iode mélangées à la vapeur d'eau, et que son effet se produit à la fois sur la peau et sur la muqueuse pulmonaire.

L'administration externe de l'iode comporte, comme on vient de le voir, une précision en quelque sorte mathématique, autant au point de vue de l'application elle-même, qu'au point de vue de l'effet physiologique, le médecin ayant la possibilité de les rendre précis et méthodiques.

Son administration interne ne présente pas la même certitude, en raison de la difficulté de porter exactement le médicament et son effet sur les surfaces qui doivent être excitées et aussi à cause de l'impossibilité de s'assurer de l'action physiologique obtenue.

L'iode, placé au contact des muqueuses et tissus dépourvus d'épiderme, s'y combine instantanément, et l'absorption de l'iodure protéique se fait rapidement, en laissant sur les surfaces de contact une excitation qui se traduit par une coloration plus ou moins prononcée des tissus.

On pratique l'excitation sur les surfaces accessibles, au moyen des bains et des solutions iodogènes. Celle qui doit être portée sur le conduit aérien est opérée par des inhalations d'iode, que l'on dégage au moment de l'usage, par le mélange, dans un verre à liqueur, de quelques gouttes des solutions iodique et réactive, dont on aspire les vapeurs dégagées.

Celle qui doit être portée sur la muqueuse gastrique est opérée au moyen des pilules iodogènes administrées pendant la digestion, et une action plus énergique est déterminée par l'iode précipité des solutions iodogènes à l'état de dissolution ou de suspension dans l'eau.

A cet effet, on mélange dans un verre 2, 3, 4, 5 ou 6 gouttes de chacune des solutions iodogènes, en ayant la précaution d'agiter le verre où le mélange est opéré avant d'ajouter une quantité d'eau convenable et en l'administrant aussitôt, avant que l'iode puisse déposer au fond du verre.

Le mélange de trois gouttes de chaque solution contenant un centigramme d'iode, il est facile de graduer la dose du médicament.

L'excitation est portée sur la muqueuse intestinale, au moyen des pilules d'iode naissant, dont l'excipient résineux permet de porter l'action thérapeutique jusque dans l'intestin où s'opère la dissolution du médicament.

L'iode précipité de sa dissolution alcaline sert à de nombreux usages :

1° A des applications d'iode, au moyen du pinceau sur les muqueuses oculaire, nasale, pharyngienne et laryngienne, vaginale, etc.;

2° Aux injections dans les abcès, les séreuses, le canal de l'urèthre.

3° Il sert également à la préparation de l'eau iodée, dont les usages sont nombreux : tels que lotions froides et tièdes, collyre, gargarisme, injections, lavement; variant au gré du praticien, auquel il suffit de se rappeler que la solution iodique contient un dixième de son poids d'iode et que le mélange de 15 gouttes de chacune des solutions iodique et réactive donne naissance à un décigramme d'iode.

L'expérimentation des préparations d'iode naissant nous a fait faire quelques remarques cliniques que nous croyons devoir signaler.

Lorsqu'on oppose l'excitation thérapeutique aux divers degrés de l'excitation pathologique qui constitue la plupart des maladies, on s'aperçoit qu'il faut produire cette excitation générale ou locale, de telle sorte qu'elle soit, aussi promptement que possible, plus considérable que l'excitation morbide; et l'on reconnaît qu'il y a bénéfice, pour épargner des souffrances au malade, à la produire en étendue plutôt qu'en intensité.

Il semble, en effet, que la sensation douloureuse se produit en raison de l'intensité de l'excitation, et que l'effet thérapeutique est proportionnel à son développement général ou local ; or, de cette observation, il résulterait, si elle était confirmée, que le premier soin du médecin serait d'étendre l'excitation le plus possible dans toutes les circonstances où il juge utile son développement.

On observe également que la douleur qui résulte du développement de l'excitation locale est moindre lorsqu'elle est produite par des applications d'iode opérées successivement et distantes les unes des autres, et qu'elle est plus considérable lorsque l'excitation est déterminée par une seule application ou des applications immédiatement successives.

L'excitation elle-même n'est pas en proportion de la quantité d'iode employé, mais en raison de l'action chimique produite dans le même temps.

Ainsi, lorsqu'on fait une application d'iode, on observe, selon la sensibilité de l'individu, et aussi selon la surface excitée, un certain effet facilement appréciable à l'œil ; mais, si l'on étend les dissolutions qui doivent le produire et qu'on applique la même quantité d'iode en trois ou quatre opérations successives et immédiates, l'effet produit sera inférieur au précédent.

L'excitation portée sur les plaies, les ulcères, est subordonnée aux effets que recherche le praticien ; mais nous avons été conduit à faire une observation qui nous paraît intéressante ; c'est que l'excitation locale artificielle externe, étendue sur de grandes surfaces contribue davantage à la guérison d'une plaie que l'excitation de la plaie elle-même.

Nous nous sommes borné, dans cette notice, à décrire l'excitation que produit l'iode, mais nous sommes très éloigné d'attribuer à ce précieux instrument le privilége exclusif de cette production d'un effet physiologique que les praticiens produisent aujourd'hui de mille façons différentes ; nous devons même ajouter que dans le traitement de certaines dermatoses auxquelles nous avons opposé une excitation semblable à celle que l'on produit avec l'iode, mais en nous servant des sels de mercure qui résultent de la réaction d'une dissolution de nitrate mercureux sur la dissolution iodique, nous avons reconnu l'infériorité de l'excitation par l'iode.

Ce qui distingue surtout l'iode et lui procure des avantages qu'aucun agent médicamenteux ne pourra jamais lui disputer, c'est la facilité de son administration, et la précision de ses effets.

Si par l'emploi des anciennes préparations d'iode, soit le médicament, soit l'action physiologique et l'effet thérapeutique obtenus étaient arbitraires ou facultatifs, il ne peut en être de même pour le praticien qui se sert des préparations d'iode naissant.

Avec les premières, tous les éléments du problème étaient inconnus ; avec les secondes, l'expérimentation seule fait encore défaut, sans quoi pas un ne serait ignoré.

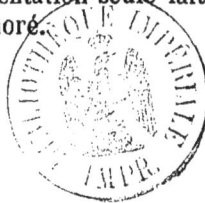

Paris. — Imp. FÉLIX MALTESTE ET Cᵉ, rue des Deux-Portes-Saint-Sauveur, 22.

www.ingramcontent.com/pod-product-compliance
Lightning Source LLC
Chambersburg PA
CBHW060530200326
41520CB00017B/5190